OBSERVATIONS

SUR LA

CONTAGION

CHEZ LES

ANIMAUX DOMESTIQUES.

OBSERVATIONS

SUR

LA CONTAGION

Chez les Animaux Domestiques

PAR

L. GILLET

Vétérinaire à Valençay (Indre), élève de l'École d'Alfort.

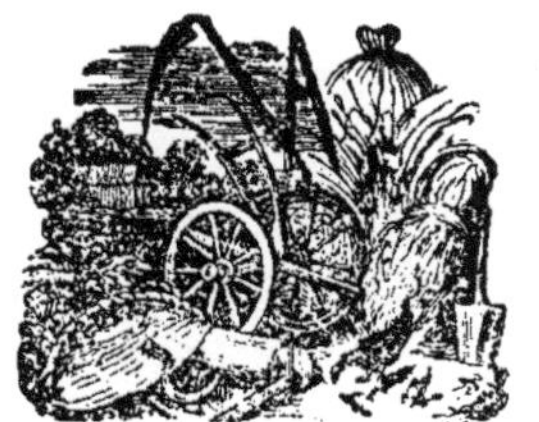

ROMORANTIN

IMP. ET LITHOGRAPHIE DE JOUBERT

1857.

AVERTISSEMENT.

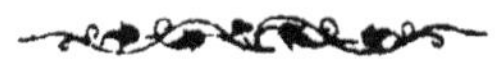

En publiant mes observations sur la contagion chez les animaux domestiques, je n'ai pas la prétention d'avoir fait de nombreuses découvertes. Parmi les choses que j'ai à dire, il en est qui sont connues depuis longtemps; mais nul n'a osé les publier en présence d'auteurs sérieux qui l'ont fait dans un sens contraire à la vérité.

J'ose donc, seul, prendre ce parti. Si je m'écarte de la vérité, on pourra signaler mes erreurs comme je signale celles d'autrui.

Un homme éminent, monsieur le comte de Bryas, membre du Corps Législatif et président de la société d'agriculture de Châteauroux, dans un discours remarquable qu'il a prononcé lors d'une récente assemblée de cette société, a dit : « L'agriculture est, de toutes les sciences, celle où la théorie doit le plus emprunter à la pratique ».

Cette grande vérité, si bien conçue et si bien exprimée, peut aussi être appliquée à la médecine vétérinaire; et si j'avais des bestiaux malades, j'aimerais mieux les confier aux soins d'un praticien sans théorie qu'à ceux d'un théoricien sans pratique.

Toutes les sciences conjecturales sont sujettes à induire en erreur, et la science vétérinaire peut-être plus que toute autre ; car, dans beaucoup de maladies, les animaux ne peuvent donner que des signes équivoques pour en faire bien connaître le siége et la nature.

Ce n'est donc que quand on a vu et souvent revu les maladies sur les animaux, que l'on peut se flatter de les bien connaître.

Les élèves qui sortent des écoles vétérinaires, ne possèdent aucune connaissance pratique; car, excepté quelques chevaux malades que des propriétaires voisins conduisent dans ces établissements pour les y faire soigner, les élèves n'y voient jamais un seul malade appartenant aux autres espèces domestiques.

C'est essentiellement sur la connaissance des causes et sur la nature des maladies contagieuses que j'ai dirigé mes recherches, et que je me suis appliqué à dévoiler les erreurs commises par quelques auteurs qui s'en sont occupés avant moi.

LA CONTAGION.

On nomme contagion l'action par laquelle une maladie se transmet à un animal sain par son contact, soit avec un animal qui en est infecté, soit avec les dépouilles de ce dernier après sa mort.

Toutes les maladies qui sont douées de cette propriété transmissible, sont connues sous le nom de maladies contagieuses. Ces maladies sont :

La morve et le farcin chez le cheval, l'âne et le mulet; le claveau chez le mouton;

La gale, la rage, et toutes les maladies de nature putride chez toutes les espèces d'animaux domestiques.

Je crois même, et l'expérience en donne souvent des preuves, particulièrement chez le cheval, que toutes les phlegmasies des membranes muqueuses, surtout de celles qui tapissent les voies aériennes, sont susceptibles d'être transmises à des animaux sains par le contact de l'humeur dont elles provoquent la sécrétion.

Les chevaux, et surtout les nombreux poulains que les marchands conduisent à des distances plus ou moins considérables, contractent souvent en route des catarrhes des voies aériennes qu'ils transmettent facilement aux chevaux avec lesquels ils sont mis en contact.

Ces phlegmasies perdent une partie de leurs propriétés contagieuses en passant de l'état aigu à l'état chronique, et beaucoup de vétérinaires sont même d'avis que la morve à l'état chronique n'est pas contagieuse.

Monsieur Chabert, ancien directeur de l'école d'Alfort, a publié une brochure concernant la morve des chevaux, dans laquelle il a signalé cette maladie comme étant très-contagieuse.

Plus tard (en 1805), le même auteur a inséré dans le deuxième volume du complément au cours d'agriculture de Rosier, un article qu'il a publié conjointement avec messieurs Fromage et Chaussontel, alors professeurs à la même école, dans lequel ils ont déclaré que la morve des chevaux pourrait bien ne pas être contagieuse, et que son invasion sur plusieurs individus voisins ne semble due qu'à des causes auxquelles ils ont participé en commun.

En 1842, le tribunal d'Avallon a rendu un jugement

en matière de police correctionnelle, dans les circonstances suivantes : Un sieur Colin se servant dans ses attelages de chevaux attaqués de la morve, le procureur du roi en fut instruit et dirigea des poursuites contre lui.

Colin ayant allégué pour sa défense que son vétérinaire lui avait assuré que la morve à l'état chronique n'était pas contagieuse, le tribunal, sur le rapport de deux experts, MM. Delafond et Boulay, professeurs à l'école d'Alfort, qui déclarèrent que dans leur opinion la morve à l'état chronique n'est pas susceptible de se communiquer de cheval à cheval, ni par cohabitation ni par inoculation, a renvoyé Colin de la plainte sans dépens.

Personne n'a plus de respect que moi pour la décision des tribunaux, ainsi que pour l'opinion des experts nommés par eux; mais dans une question à laquelle se rattachent tant d'intérêts, il est du devoir de tout bon citoyen d'apporter le résultat de son expérience et de son savoir.

Vers 1818, un homme de confiance de madame Smith, propriétaire au Chênebart, commune de Valençay, avait acheté pour elle un cheval poitevin âgé de six ans. En en prenant livraison, cet homme s'aperçut que le cheval dont il s'agit avait, par la narrine du côté droit, un léger écoulement d'humeur blanchâtre et un léger engorgement glanduleux sous la ganache du même côté. Il en fit l'observation à son vendeur, qui lui dit de ne pas s'en inquiéter, que c'était un reste de gourme qui ne tarderait pas à disparaître.

Madame Smith avait depuis longtemps un autre cheval auquel on n'avait jamais vu le moindre écoulement par le nez. Le nouveau cheval ayant été logé et nourri avec lui, au bout de trois semaines il était attaqué de la morve au dernier degré, et le cheval nouvellement acheté était resté dans le même état que lorsqu'il avait été acheté.

Chargé par un arrêté de monsieur le préfet de l'Indre de visiter les deux chevaux dont il s'agit, je procédai à cette opération en présence de monsieur le maire de la commune de Valençay, et je reconnus que l'ancien cheval de madame Smith était atteint de la morve incurable. Monsieur le maire en ordonna l'abattage, qui eut lieu immédiatement.

Quant au cheval nouvellement acheté, je reconnus qu'il était atteint de la morve au 2e degré et à l'état chronique.

Je prescrivis pour lui un traitement que monsieur le maire ordonna de suivre sous la surveillance du garde-champêtre, avec injonction de ne le laisser communiquer avec aucun autre cheval.

Peu de temps après, madame Smith vendit sa propriété à un monsieur Barbier, de Châteauroux, avec les bestiaux dont elle était garnie.

Monsieur Barbier avait depuis longtemps un cheval qu'il n'avait jamais vu malade, il le logea avec celui qu'il tenait de madame Smith : trois semaines après, son ancien cheval était atteint de la morve au dernier degré.

Il fit abattre les deux chevaux, son écurie fut bien

purifiée, depuis cette époque il y a toujours été mis des chevaux et aucun n'y a contracté la morve.

En 1820, un sieur Vilmon, de la commune de Valençay, acheta un cheval poitevin âgé de sept ans, qui avait un léger écoulement d'humeur blanchâtre par les deux naseaux et de petits engorgements glanduleux sous la ganache. Ce cheval n'étant atteint d'aucune autre maladie, Vilmon crut que ce n'était qu'un reste de gourme qui disparaîtrait promptement. Il le logea et le nourrit avec trois autres chevaux, le fit travailler avec eux pendant dix-huit mois sans qu'il leur communiquât la morve, bien qu'il fût toujours resté dans la même état.

Au bout de ce long temps, Vilmon vendit le cheval dont il s'agit au sieur Lecomte, marchand de chevaux à Selles-sur-Cher (Loir-et-Cher), qui le vendit deux jours après au sieur Nérault, marchand de grains, lequel le mit avec un autre cheval qu'il avait depuis longtemps et auquel il n'avait jamais vu de maladie. Au bout de trois semaines environ, ce dernier était attaqué de la morve au dernier degré, et celui qu'avait vendu Lecomte était toujours dans le même état.

Nérault les a fait abattre l'un et l'autre, son écurie a été nettoyée et convenablement purifiée, et depuis ce temps beaucoup de chevaux y ont été logés sans contracter cette maladie.

Beaucoup de personnes demanderont sans doute comment un cheval atteint de la morve a pu loger, vivre et travailler avec trois autres chevaux pendant 18 mois sans qu'ils en aient été affectés, tandis qu'en moins d'un mois il l'a communiquée au cheval de Nérault.

Je pense qu'il en a été ainsi, parce que l'ancien cheval de Nérault se trouvait dans une disposition organique convenable pour contracter la maladie, et que ceux de Vilmon se trouvaient dans une disposition contraire.

Toutefois, dans les deux cas de morve dont il est parlé, celui qui concerne le cheval acheté par l'homme de confiance de madame Smith et celui qui a été acheté par Vilmon, quoiqu'atteints de la morve à l'état chronique, ils ne l'ont pas moins communiquée à des chevaux qui étaient parfaitement sains : ce qui prouve qu'il est toujours prudent de la part des tribunaux de faire l'application de la loi aussi longtemps qu'elle n'aura pas été abrogée, et quel que soit l'état dans lequel se trouve cette maladie.

La morve est une maladie connue depuis un temps immémorial, elle a toujours été très-commune, très contagieuse et toujours considérée comme étant particulière au cheval, à l'âne et au mulet; et malgré qu'un très grand nombre de personnes aient dans tous les temps été mises en contact avec des animaux qui en étaient infectés, jamais les anciens auteurs n'ont dit sérieusement que cette maladie ait été communiquée à l'homme.

Un homme dont le cadavre est exposé dans le cabinet de l'école d'Alfort, est, dit-on, mort à la suite de la morve qu'il avait contractée en pansant des chevaux qui en étaient atteints.

Au mois de juillet 1855, je suis allé à l'école d'Alfort, où l'on m'a fait voir le cadavre dont il s'agit. Il a toute la figure couverte d'ulcères accompagnés d'excroissances fongueuses, et certainement la morve n'occasionne jamais chez les animaux qui en sont infectés, de pareilles altérations organiques à l'extérieur de la tête.

En 1817, un jeune homme de la commune de Selles-sur-Cher (Loir-et-Cher), après avoir passé dix-huit mois à Paris dans un magasin d'épicerie, est revenu chez ses parents avec une maladie vénérienne qu'il avait négligée et rendue incurable.

Peu de temps avant sa mort, il avait dans la bouche, dans le nez et sur la figure, des chancres semblables à ceux que l'on remarque sur la figure du cadavre exposé à l'école d'Alfort.

N'est-il pas possible que cet homme d'Alfort soit mort à la suite d'une semblable maladie, plutôt qu'à la suite de la morve, même à son insu ?

Je crois la chose d'autant plus possible que des médecins recommandables tant sous le rapport de leur talent que sous celui de leur expérience, m'ont assuré qu'une maladie vénérienne, lorsqu'elle est compliquée, peut être transmise à un individu sain sans le concours des organes génitaux : cette maladie pouvant se transmettre par un simple baiser sur la bouche.

Je puis citer un fait qui vient à l'appui de cette opinion.

Une petite fille de sept ans qui demeurait chez ses parents, à Selles-sur-Cher, avait à la commissure des lèvres, du côté droit, un chancre accompagné d'excroissances charnues. Plusieurs médecins ont vainement essayé d'en obtenir la guérison. Monsieur Cellier, alors médecin à Blois, a reconnu dans ce chancre un caractère vénérien; il l'a traité comme tel et l'a promptement guéri. Les parents de cette petite fille se souvinrent alors que peu de temps avant l'apparition du mal, un militaire, qui était leur voisin, lui faisait fréquemment des baisers sur la bouche, ils ont supposé que cet homme était atteint d'une maladie vénérienne et qu'il l'avait ainsi communiquée à cette petite fille, qui n'avait alors que deux ans. Je l'ai vue il y a quinze ans, elle était alors mariée, elle avait deux enfants qui se portaient bien, de même qu'elle.

En 1851, au domaine des Rosiers, commune de Veuil, près de Valençay, trois juments étaient atteintes de la morve à l'état chronique; monsieur le maire autorisa le propriétaire à s'en servir pour labourer, à la condition de ne les laisser communiquer avec aucun animal susceptible de contracter cette maladie.

Ces juments ont travaillé ainsi pendant environ un an. L'homme qui les pansait et les conduisait au travail s'étant trouvé malade, fut saigné au bras. Il survint, à l'endroit de la saignée, un engorgement (trombus) qui fut traité sans succès par quelques médecins de la localité.

Cet engorgement se transporta, de l'endroit de la saignée du bras, vers l'épaule du même côté, et enfin sous la gorge. Dans le pays, beaucoup de personnes pensèrent alors que cet homme avait contracté la morve en pansant les juments dont il est question. Mais d'après des renseignements que j'ai pris à bonne source, il résulte que cet homme travaille maintenant dans les environs d'Amboise (Indre-et-Loire), et qu'il y jouit d'une très-bonne santé.

On dit aussi avoir communiqué la morve à une vache au moyen de l'inoculation. En pratiquant cette opération, on a pu blesser le cartilage qui forme la cloison des naseaux ; cette blessure a dû produire une suppuration icoreuse et de mauvaise qualité, puis l'inflammation de la membrane pituitaire, un écoulement par les naseaux et l'engorgement de quelques ganglions sous la ganache : de là les symptômes apparents de la morve, comme ils peuvent avoir eu lieu après la fracture des os du chanfrin.

D'après tous ces faits, je crois être fondé à dire que la transmission de la morve à l'homme par des chevaux est une chose qui est loin d'être prouvée, et qu'elle est même incroyable.

Comment les maladies contagieuses peuvent se communiquer.

Un animal peut être attaqué d'une maladie contagieuse sans l'avoir contractée par voie de contagion : car de tous les animaux, celui qui en a été attaqué le premier n'a pu la contracter par cette voie.

Il résulte de là que toutes les maladies contagieuses, sans en excepter une seule, peuvent se développer spontanément sous l'influence de causes entièrement étrangères à la contagion.

Une maladie contagieuse ne peut être transmise qu'à l'aide d'une substance particulière et suffisamment élaborée dans l'organisation d'un animal qui en est infecté, lequel alors peut la transmettre à un animal sain. C'est cette substance ainsi élaborée, qui est connue sous le nom de virus contagieux.

Chaque maladie contagieuse a son virus particulier, lequel ne peut exercer son action que sur des animaux sains appartenant à l'espèce ou aux espèces sujettes à cette même maladie.

C'est ainsi que le virus claveleux ne peut exercer son action que sur les bêtes à laine, puisque le claveau est une maladie particulière à l'espèce ovine.

Le virus de la morve et celui du farcin ne peuvent exercer leur action que sur le cheval, l'âne et le mulet, ces deux maladies étant particulières à ces trois espèces.

Toutes les autres maladies contagieuses paraissant être communes à toutes les espèces domestiques, le virus de ces dernières peut exercer son action avec plus ou moins de facilité sur des animaux sains appartenant à n'importe laquelle de ces espèces.

CONDITIONS

pour que le virus contagieux puisse exercer son action.

Pour que le virus contagieux puisse exercer son action, il paraît indispensable qu'il soit introduit dans l'organisation d'animaux sains ; cette introduction peut s'opérer de deux manières : par absorption ou par inoculation.

De même que les graines de certaines plantes peuvent rester dans la terre pendant plusieurs années sans s'y altérer, puis, au bout de ce laps de temps, lorsqu'il se présente des circonstances qui en favorisent la germination, se développer et donner naissance à des plantes semblables à celles dont elles sont issues, de même, paraît-il, le virus de certaines maladies contagieuses, introduit dans l'organisation d'animaux sains, peut y rester stationnaire pendant plusieurs années sans y donner le moindre signe de sa présence, puis, longtemps après, lorsqu'il se présente des circonstances favorables à son action, se développer et donner naissance à des maladies semblables à celles dont il est issu.

Il est certain, toutefois, qu'un virus contagieux introduit dans l'organisation d'animaux sains, n'occasionne pas toujours à une époque fixe, la maladie qu'il doit produire.

La rage, par exemple, se déclare ordinairement du dixième au trentième jour après la morsure d'un animal enragé. Mais il arrive quelquefois qu'elle ne se déclare qu'après plusieurs mois, et même, suivant quelques auteurs, après plusieurs années.

On pourrait objecter, dans ce dernier cas, que l'animal chez lequel la rage ne se déclare qu'après un aussi long temps pourrait bien avoir été mordu de nouveau peu de temps avant l'invasion de la maladie sans que l'on s'en fût aperçu, et il pourrait, en effet, en être ainsi; mais d'une observation de monsieur Gervi, insérée dans les instructions vétérinaires, volume de 1792, il résulte qu'une truie ayant été mordue à la joue et à l'oreille par un chien enragé, les plaies furent cautérisées avec le fer chaud. Quinze jours après, ces plaies étant cicatrisées et la bête paraissant jouir d'une bonne santé, elle fut remise à son régime ordinaire. Mais au bout de deux ans, elle devint tout à coup triste, les plaies se rouvrirent et tous les symptômes de la rage s'étant en même temps déclarés, le propriétaire la fit assommer.

Si ce rapport est exact, il est impossible de douter que dans certains cas la rage puisse bien ne se déclarer que longtemps après la morsure d'un animal enragé, puisque dans le cas dont il s'agit, les plaies ne se sont rouvertes que deux ans après la morsure, lors même que les symptômes de la rage se sont fait remarquer.

Quelles sont donc les causes qui peuvent ainsi accélérer ou retarder le développement d'une maladie contagieuse, lorsque le virus qui lui est propre est introduit dans l'organisation d'un animal sain ?

C'est une question que je n'ai pas la prétention de résoudre d'une manière conforme à la vérité; mais je n'en essaierai pas moins à émettre mon opinion sur ce sujet, opinion qui, d'ailleurs, est basée sur des faits pratiques et souvent reproduits.

D'abord, il est bien démontré que peu souvent le virus contagieux exerce également son action sur tous les animaux sains soumis à son contact, en supposant même que tous ces animaux soient de la même espèce.

C'est ainsi que sur un nombre quelconque d'animaux sains également placés dans le même foyer contagieux, quelques uns d'entre eux pourront être promptement atteints du mal, tandis que d'autres ne le seront que plus tard et que beaucoup n'en éprouveront pas la moindre atteinte.

J'ai dit précédemment que le virus contagieux ne peut exercer son action que lorsqu'il est introduit dans l'organisation d'animaux sains, et que cette introduction paraît ne pouvoir s'opérer que par absorption ou par inoculation.

Lors donc qu'un virus contagieux est répandu sous forme de gaz dans l'air que des animaux respirent, le système absorbant des surfaces muqueuses, de même que celui des surfaces cutanées, peut absorber une partie de ce virus et le porter dans la circulation générale, où il peut exercer son action et produire la maladie qui lui est propre. Mais pour que cette absorption ait lieu, il faut que la sensibilité du système absorbant chez les animaux sains soit en rapport convenable avec les propriétés du virus: Dans le cas contraire, l'absorption du virus n'a pas lieu, et il n'y a pas transmission de la maladie.

Ainsi, dans le cas d'épizootie, comme dans toute autre circonstance, il n'y a à craindre la contagion qu'à l'égard des animaux chez lesquels la sensibilité organique du système absorbant se trouve momentanément en rapport avec les propriétés du virus contagieux.

D'après cette manière d'envisager la contagion, c'est le système absorbant qui joue le plus grand rôle dans cette opération de la nature; car dans le cas d'inoculation, il est présumable que les absorbants portent également le virus de la plaie dans la circulation générale, ce qui peut expliquer pourquoi la rage peut ne se déclarer que longtemps après la morsure d'un animal enragé: c'est-à-dire lorsque les absorbants se mettent en rapport avec les propriétés du virus rabique.

CAUSES

Qui, quoiqu'étrangères à la contagion, peuvent occasionner spontanément des maladies contagieuses.

Ces causes sont, en ce qui concerne la morve et le farcin, des arrêts de transpiration, des travaux excessifs, une nourriture malsaine, des écuries froides et humides, la suppression de quelqu'écoulement habituel, etc., etc.

J'ignore quelles sont les causes spontanées du claveau. Cette maladie ayant la plus grande analogie avec la petite vérole chez l'homme, peut-être a-t-elle la même origine et les mêmes causes spontanées.

Beaucoup de personnes pensent que la rage peut se développer spontanément chez les animaux carnivores, le chien, le chat, le loup, le renard, etc., par la faim et la soif portées à l'excès; mais de nombreuses expériences faites à l'école d'Alfort, qui ont consisté à priver des chiens de toute sorte de nourriture jusqu'à ce qu'ils mourussent de faim, n'ont jamais établi la preuve de ce fait.

Des passions violentes, et particulièrement la colère, peuvent, suivant quelques auteurs, vicier la nature de la salive au point de la rendre susceptible d'occasionner la rage par la morsure d'un animal carnivore au moment où il est violemment irrité.

On lit dans les instructions vétérinaires, volume de 1782 à 1790, qu'un maître de pension âgé de 44 ans, d'un tempérament bilieux et colérique, s'étant mis dans une colère extrême contre un porte-faix qui avait cassé une glace chez lui en déchargeant du bois, se mit sur son lit un quart-d'heure après et sommeilla pendant quelques instants. A son réveil, il fut bien effrayé de se voir dans l'impossibilité de boire, quelque grande que fût sa soif. Il fit appeler un chirurgien très-renommé, qui lui conseilla de se faire porter à l'Hôtel-Dieu. Il était quatre heures quand il arriva dans ce lieu, on lui fit aussitôt une ample saignée qui fut inutile, car les accidents augmentèrent toujours. On fut obligé de l'attacher, la violence des mouvements qu'il fit alors rouvrit la saignée, et il mourut à trois heures du matin en déclarant qu'il n'avait jamais été mordu par aucun animal. (1).

En 1805, j'étais à l'école d'Alfort; un sieur Guyon, qui comme moi y était en qualité d'élève, fut invité par une dame de Paris de faire l'extirpation d'une mamelle à une petite chienne, pour cause d'engorgement squirrheux.

Pendant les douleurs qui résultèrent de l'opération

(1) Je pense que cet homme n'est pas mort à la suite de la rage, qui n'occasionne jamais une mort aussi prompte.

cette chienne étant dans un violent accès de colère, mordit l'opérateur à la main. Guiyon n'en conçut aucune inquiétude, attendu que la chienne n'était pas enragée; mais au bout de trois semaines il se trouva atteint de la rage et en est mort au bout de trois jours à l'hospice Saint-Maurice.

Il y a environ douze ans, un homme de Valençay voulant acheter un cochon en foire, au même lieu, le fit coucher par terre pour s'assurer, par l'inspection de la langue, s'il n'était point atteint de ladrerie. Pendant cette opération, un des crochets de l'animal le blessa à la main : cet homme ne s'en inquiéta point, attendu que le cochon n'était pas malade. Néanmoins, au bout de trois semaines environ, l'homme se trouva attaqué de la rage et en mourut au bout de trois ou quatre jours.

Ce dernier fait m'a été affirmé par monsieur Lebon, docteur-médecin à Valençay, qui a été appelé pour porter des secours au malade.

On n'a pas d'exemple qui prouve que la salive d'un animal enragé, appliquée sur la peau, ou même introduite dans le canal alimentaire d'un animal sain, soit capable d'occasionner la rage. Cependant, tout porte à croire, et c'est une opinion presque générale, que le virus rabique ne réside que dans la salive.

Un animal non enragé peut-il, par le moyen de sa morsure, occasionner la rage à un animal sain?

Si l'on en juge par les deux faits cités plus haut, la chose ne paraît pas douteuse; et, d'ailleurs, ce qui semble prouver que la colère joue un grand rôle dans la communication de la rage à des animaux sains, c'est que les herbivores, dont les mœurs sont douces et qui généralement sont peu irritables, paraissent ne jamais communiquer la rage par le moyen de leur morsure, quoiqu'ils en soient eux-mêmes réellement attaqués.

J'ai vu beaucoup de ces animaux atteints de la rage, mais je n'ai jamais vu qu'ils l'eussent communiquée à aucune des nombreuses personnes qui leur avaient mis les mains dans la bouche, soit pour leur administrer des médicaments, soit pour d'autres motifs, pas plus qu'ils ne l'ont communiquée à d'autres animaux soit de leur espèce, soit d'espèces différentes. Tandis que les carnivores, qui sont très-colériques, peuvent, par le moyen de leur morsure, occasionner cette maladie non-seulement lorsqu'ils en sont atteints, mais encore, semble-t-il, sans cette dernière condition, pourvu qu'en mordant ils soient dans un violent accès de colère.

S'il était bien prouvé qu'un animal carnivore non enragé peut, par sa morsure, occasionner la rage à un animal sain lorsqu'il est dans un violent accès de colère, ne pourrait-on pas en conclure qu'un animal enragé ne communique cette maladie que parce qu'il est dans cet état de colère au moment de sa morsure, et que sans cet état de colère sa morsure n'occasionnerait pas la rage? C'est une question qui me paraît bien digne de fixer l'attention des savants.

CAUSES

DES MALADIES DE NATURE PUTRIDE.

Toutes les substances organiques, humides et privées de la vie, lorsqu'elles sont exposées à un air chaud et peu agité, ne tardent pas à se décomposer, à se putréfier; et dans cet état il s'en exhale des gaz délétères qui agissent toujours d'une manière fâcheuse sur la santé des animaux soumis à leur action.

Aussi, tous les vétérinaires qui ont écrit sur les

MALADIES

DE NATURE PUTRIDE.

Doivent être comprises dans cette classe, toutes les maladies enflammatoires qui ont une tendance plus ou moins prononcée à se terminer par la gangrène.

Ces maladies sont :

Le charbon, les dissenteries, les esquinancies et la péripneumonie gangréneuse, ainsi que les fièvres putrides, malignes, pestilentielles, etc., etc.

Toutes ces maladies sont contagieuses et varient, sous le rapport de la malignité, depuis les phlogoso-gangréneuses, qui sont les plus bénignes et dont on peut souvent triompher à l'aide d'un traitement convenable, jusqu'aux maladies charbonneuses, qui sont les plus malignes et dont on n'obtient la guérison que si elles ne se fixent que sur des organes extérieurs et peu essentiels à la vie. Mais lorsqu'elles se déclarent à l'intérieur du corps, elles sont presque toujours mortelles maladies de nature putride leur ont-ils assigné pour principales causes : les miasmes qu'exhalent les végétaux et les animaux qui périssent et se décomposent dans les marais à la suite des grandes chaleurs de l'été; l'usage des eaux stagnantes et putréfiées des mares dont les animaux sont souvent obligés de s'abreuver à la suite de grandes chaleurs accompagnées d'une grande sécheresse; des fourrages vasés, mal récoltés, etc.

Il résulte de là, qu'après les débordements des rivières qui inondent souvent les prairies vers le milieu ou la fin du printemps, comme après des pluies torrentielles qui entraînent la terre des côteaux sur ces mêmes prairies, les prédictions populaires ne manquent pas de prévoir et d'annoncer de graves et nombreuses maladies.

Une expérience de cinquante années dans la pratique de l'art vétérinaire m'ayant souvent procuré l'occasion d'étudier et d'apprécier les effets de toutes ces causes réunies, comme de chacune d'elles en particulier, j'ai souvent remarqué que le dessèchement des marais, ainsi que les autres causes énoncées ci-dessus, au lieu d'occasionner les maladies pestilentielles que l'on en attend généralement, n'occasionne souvent que quelques fièvres intermittentes chez l'espèce humaine dans les contrées naturellement humides, sans produire d'altération sensible sur la santé des animaux domestiques qui ne sont pas sujets à cette classe de fièvres. D'ailleurs, dans le plus grand nombre des cas, le raisonnement semble se joindre à l'expérience pour démontrer que le développement spontané des maladies pestilentielles ne peut être que rarement occasionné par les miasmes des marais; car lorsque ces miasmes s'exhalent des corps putréfiés qui les ont produits, ils sont fréquemment emportés par les vents qui les dispersent dans la vaste étendue de l'atmosphère : et cette dispersion doit en atténuer, sinon détruire complètement, l'action malfaisante sur la santé des animaux, comme celle des poisons les plus actifs peut être annulée par la dissolution de ces derniers dans une suffisante quantité d'eau.

Par exemple, un gramme d'acide sulfurique concentré introduit dans l'estomac d'un cheval, en occasionnerait la mort; mais mélangé dans une suffisante quantité d'eau, il constituerait pour ce cheval une boisson tempérante et très-convenable dans les temps de grandes chaleurs. Il en est des miasmes putrides comme de tous les poisons : c'est la concentration qui en fait la force.

De ce qui précède, il résulte que les miasmes des marais ne sont pas aussi dangereux qu'on le croit généralement, et qu'ils n'occasionnent pas autant de maladies pestilentielles qu'on leur en attribue.

Les eaux stagnantes et corrompues des mares peuvent quelquefois, comme les miasmes des marais, occasionner des maladies de nature putride et contagieuse; mais c'est presque toujours quand il s'y joint d'autres causes qui sont souvent inconnues, car je connais des domaines dans lesquels les animaux ne boivent pendant toute l'année que des eaux de mare, et où l'on ne remarque que très-rarement des maladies de nature putride.

Il en est de même des fourrages vasés : quand ils sont entassés bien secs, ils n'éprouvent point de fermentation putride et n'occasionnent point de maladies parmi les animaux qui s'en nourrissent.

Je me garderai bien de m'exprimer de même à l'égard des émanations qui s'exhalent du corps des animaux qui sont souvent trop nombreux dans des habitations malpropres et mal aérées.

Ces émanations concentrées dans un espace restreint, d'où elles ne peuvent s'échapper faute d'issue pour en sortir, ne peuvent manquer, dans cette atmosphère chaude et stagnante, de se putréfier, et, en cet état, étant reportées dans l'organisation des animaux par la respiration et par l'absorption de la peau, elles y sont la principale cause des maladies de nature putride et charbonneuse qui se propagent souvent par voie de contagion, et constituent ces épizooties meurtrières qui font la ruine et la désolation des propriétaires de bestiaux.

J'insiste sur ce point, que les maladies de nature putride sont presque toujours occasionnées chez les animaux domestiques par les émanations qui s'exhalent de leurs corps dans des habitations trop étroites, malpropres et mal aérées, parce que je crois que peu d'auteurs en ont parlé spécialement, et qu'il importe beaucoup que cette vérité soit portée à la connaissance des propriétaires de bestiaux.

Un fait très-important à signaler ici, c'est que les maladies de nature putride ne se développent jamais aussi promptement sous l'influence de leurs causes spontanées, que sous l'influence d'un virus contagieux. C'est ainsi que des animaux peuvent loger en trop grand nombre dans une habitation malpropre et mal aérée, ou respirer longtemps ailleurs des exhalaisons de matières organiques en état de putréfaction sans contracter une maladie de nature putride, tandis que le contact d'un virus contagieux occasionne souvent une mort subite. Je puis en citer des exemples frappants.

Le 16 septembre 1844, au château de Bouges, entre Levroux et Vantan (Indre), deux cochons de Siam, en se promenant dans la basse-cour du château, entrèrent dans une bergerie où des moutons étaient nouvellement morts. Il y restèrent pendant quelques minutes seulement, on les fit rentrer dans leur toit, où on les trouva morts le lendemain matin.

Je fus appelé pour connaître la cause de cette mort. Le ballonnement de l'abdomen, la couleur violacée de la peau, le renversement de l'anus, qui était sanguinolent, le tout, joint à une odeur fétide que répandaient les corps morts, me fit aisément connaître que ces deux animaux avaient succombé à une attaque de fièvre charbonneuse.

Au château de la Tour-du-Breuil, près de Valençay, une vache étant morte subitement, on la fit traîner derrière l'écurie où elle fut dépouillée. Deux juments, en allant à l'abreuvoir et en en revenant, passèrent auprès de cette vache ainsi dépouillée. Le lendemain elles allèrent en campagne et en revinrent le soir paraissant bien portantes : le lendemain matin, le cocher les trouva mortes.

Je fus appelé pour connaître la cause de cette mort. Le ballonnement du ventre, le renversement de l'anus, qui était sanguinolent, et la couleur violacée de la peau à la face interne des cuisses me firent connaître que ces deux juments étaient mortes à la suite de la fièvre charbonneuse.

En 1823, monsieur Pinard, propriétaire à la Chapelle-des-Combes, commune de Poulaines, près de Valençay, me fit appeler à l'effet de voir deux chevaux qui étaient malades. J'étais absent, je m'y transportai le lendemain : les deux chevaux étaient morts.

D'après les renseignements qui me furent donnés, je reconnus que ces deux chevaux étaient morts à la suite du charbon intérieur ou fièvre charbonneuse. En conséquence, je conseillai à monsieur Pinard de faire retirer de l'écurie dans laquelle cette mortalité avait eu lieu, deux autres chevaux qui y restaient encore, et de ne les y remettre qu'après l'avoir bien nettoyée et purifiée.

Ces deux chevaux furent logés dans une autre écurie située à environ trois cents mètres du domaine. Ils y restèrent bien portants pendant un mois, au bout duquel le domestique chargé de les soigner pendant la nuit demanda et obtint de monsieur Pinard la permission de les remettre dans leur ancienne écurie.

Ils y furent remis en effet, mais le lendemain ils s'y trouvèrent malades et moururent tous deux dans la même journée.

Ces faits et tant d'autres que je pourrais citer prouvent avec qu'elle activité le virus charbonneux peut, dans certains cas, transmettre promptement la maladie qui lui est propre à des animaux sains avec lesquels il est mis en contact ; et cette activité, cette promptitude ne se remarque jamais à l'égard des miasmes qui s'exhalent des matières organiques en état de putréfaction, ni des émanations qui s'exhalent du corps des animaux dans des habitations malpropres et mal aérées. C'est dire que les causes spontanées des maladies de nature putride n'occasionnent jamais ces dernières avec autant de promptitude que le contact du virus qui est propre à chacune d'elles.

De toutes les maladies de nature putride, le charbon, et surtout le charbon intérieur ou fièvre charbonneuse, est, sans contredit, la plus meurtrière et la plus contagieuse.

Cette maladie s'accompagne souvent, peu de temps avant la mort, d'hémorragies par les voies naturelles, quelquefois même, mais très-rarement, à travers les pores de la peau. Elles ont lieu le plus ordinairement par le nez, par l'urètre, par l'anus ; elles s'opèrent très-communément aussi dans les grandes cavités du corps : l'abdomen, la poitrine, le crâne, et presque toujours dans telle ou telle partie du tissu cellulaire.

Un grand nombre de vétérinaires, parmi lesquels figure monsieur Delafond, professeur de pathologie à l'école vétérinaire d'Alfort, ainsi que beaucoup d'autres notabilités de la science, ont cru voir dans ces hémorragies le symptôme d'une maladie particulière, à laquelle ils ont donné le nom de maladie de sang ou sang de rate.

Monsieur Delafond, dans un ouvrage qu'il a publié en 1843, a dit que la maladie de sang diffère de la fièvre charbonneuse autant par ses causes que par la nature qui la distingue, qu'elle n'est pas contagieuse, qu'elle n'a aucun caractère de putridité, et qu'elle est occasionnée par un excès de nourriture échauffante, trop tonique et trop riche en principes nutritifs, d'où résulte un excès de sang épais et trop riche en principes réparateurs; que ce sang congestionne tous les organes, force les dernières divisions des vaisseaux capillaires, en occasionne même la déchirure pour se répandre soit au dehors, soit dans les diverses cavités du corps : cet auteur cite, comme partageant son opinion, plusieurs savants dont les noms sont haut placés dans la science vétérinaire.

Eh bien, malgré l'opinion de tous ces savants et malgré la confiance qu'a inspirée et qu'inspire encore à beaucoup de personnes leur haute position, je le dis avec une conviction profonde et sans la crainte d'être valablement démenti : Non, la maladie dite de sang ou sang de rate ne diffère en rien du charbon intérieur ou fièvre charbonneuse; non, la maladie dite de sang ou sang de rate n'est pas occasionnée par un excès de nourriture échauffante, trop tonique et trop riche en principes nutritifs. Je fais à monsieur Delafond, et à tous ses adhérents, le défi d'occasionner cette maladie par le moyen d'une telle nourriture et en dehors des causes qui occasionnent ordinairement les maladies de nature putride, notamment la fièvre charbonneuse.

Non, les hémorragies dont la maladie dite de sang s'accompagne souvent peu de temps avant la mort, ne sont pas occasionnées par un excès de sang qui force les dernières divisions des vaisseaux et en occasionne la déchirure. Les recherches que j'ai souvent faites avec beaucoup de soin sur des surfaces qui avaient été le siége de ces hémorragies, ne m'ont jamais fait apercevoir la moindre trace de déchirure, pas même la moindre érosion.

Ces hémorragies sont purement passives. Les vaisseaux capillaires et surtout les vaisseaux exhalants qui dans leur état naturel ne charrient que des liquides blancs, frappés d'atonie par la nature septique du mal, sont subjugués par le sang qui s'introduit dans leurs canaux, contrairement aux lois de la nature, et en sort par les pores ainsi relâchés pour se répandre soit au dehors, soit dans les diverses cavités du corps et dans différentes parties du tissu cellulaire où il s'accumule, se décompose et constitue ces infiltrations glaireuses, ces congestions sanguines et les nombreuses ecchimoses que l'on remarque toujours à l'ouverture des corps morts à la suite de cette maladie.

Je pense que la trop grande quantité de sang ne peut seule occasionner des hémorragies; car si l'on fait périr un animal par le moyen de la strangulation, le sang, fortement retenu vers la tête, engorge extraordinairement les veines du cerveau et occasionne une mort instantanée : et si l'on ouvre le crâne, on n'y trouve point d'hémorragie. Dans les cas d'appoplexie ordinaire, le sang ne sort pas à travers les vaisseaux; et dans tous les cas de mort subite accompagnée d'hémorragie, la sortie du sang n'en est pas occasionnée par la trop grande quantité.

En effet, dans tous les cas de mort subite accompagnée d'hémorragie, les chairs se décomposent toujours promptement et exhalent une odeur infecte, ce qui prouve que, quoique subite, la mort n'en est pas moins la suite d'une affection de nature putride.

Ainsi, je pense que les hémorragies ne peuvent avoir lieu qu'à la suite d'un état anormal de la sensibilité organique des parties qui en sont le siége, soit à la suite d'atonie, soit par un état de surexcitation. Il ne peut y avoir d'hémorragies différentes que celles qui sont périodiques et pour l'exécution desquelles la nature dispose elle-même les parties qui doivent en être le siége, ainsi que celles qui sont occasionnées par des chutes ou des violences quelconques, exercées sur certains organes.

Si la maladie de sang ou sang de rate est occasionnée par un excès de nourriture, pourquoi règne-t-elle dans la Sologne (Loir-et-Cher) et dans la Brène (Indre), pays frais, humides, où les plantes sont coriaces et peu nourrissantes; pays, d'ailleurs, où les animaux ne mangent jamais de grains ni de fourrages artificiels?

Si cette maladie ne consiste que dans un excès de sang, pourquoi la saignée n'en est-elle pas un préservatif assuré, et même un moyen curatif dès le commencement de la maladie? Et pourquoi, au contraire, cette opération est-elle plutôt nuisible qu'utile?

Si cette maladie n'est pas de nature putride, pourquoi les chairs se décomposent-elles si promptement après la mort?

Pourquoi se déchirent-elles si facilement entre les doigts qui les pressent, et pourquoi répandent-elles, presqu'immédiatement après la mort, une odeur insupportable?

Si cette maladie n'est pas contagieuse, pourquoi des moutons reconnus comme étant parfaitement sains et placés par la société d'agriculture du Cher parmi un troupeau infecté de cette maladie, en ont-ils été atteints en moins de quinze jours, et pourquoi a-t-il été constaté que cette maladie est un véritable charbon?

Si monsieur Delafond et ses adhérents peuvent résoudre ces questions d'une manière conforme à leur opinion, j'avouerai franchement que je suis dans l'erreur; mais dans le cas contraire, je serai fondé à dire que la maladie de sang ou sang de rate est une chimère qui n'existe que dans leur imagination.

D'ailleurs, voici un fait récent qui prouve encore une fois de plus, que la maladie de sang ou sang de rate est très-contagieuse, et qu'elle n'est rien autre chose que le charbon intérieur ou fièvre charbonneuse.

Dans le mois de septembre 1855, madame du Coury possédait dans un domaine, près de Buzançais (Indre), un troupeau de deux cents moutons, dont plusieurs étaient morts presque subitement et sans que l'on en connût la cause. On fit visiter ce troupeau par messieurs Bonore et Auger, vétérinaires à Buzançais, qui déclarèrent que le troupeau était atteint de la maladie de sang ou sang de rate; que cette maladie était occasionnée par un excès de nourriture échauffante, trop tonique et trop riche en principes nutritifs et qu'il importait de faire émigrer le troupeau sur des pâturages frais et peu abondants.

Ces animaux ont été conduits à douze kilomètres de Buzançais, dans un domaine appartenant à monsieur Thory de Framerville, où il n'ont été reçus qu'à la condition qu'ils ne communiqueraient pas la maladie dont ils étaient atteints, aux bestiaux du domaine. On a répondu que le troupeau avait été visité par deux vétérinaires qui avaient assuré que la maladie n'était pas contagieuse, que c'était un fait parfaitement connu à l'école d'Alfort et qu'il n'y avait rien à craindre; d'ailleurs, a-t-on ajouté, s'il arrive des accidents, vous savez à qui vous avez affaire.

Le troupeau a donc été reçu et logé dans une bergerie attenante à celle dans laquelle logeait le troupeau du domaine, de sorte que les deux troupeaux entraient et sortaient par la même porte.

Les deux troupeaux pâturaient sur une grande étendue de brandes. Pendant la première semaine, trois des moutons de madame du Coury sont morts; ils ont été dépouillés dans la cour, sans précaution aucune, la maladie n'étant pas contagieuse. Les chairs furent abandonnées à la discrétion des chiens, d'ailleurs la maladie devait bientôt cesser ses ravages, les moutons ne pâturant que sur des terres fraîches et ne produisant qu'une petite quantité de plantes peu nutritives.

Pendant la deuxième semaine, huit des moutons de monsieur de Framerville sont morts à la suite de la même maladie. On a alors demandé à madame du Coury comment elle entendait arranger cette affaire : elle a proposé de prendre le troupeau de monsieur de Framerville pour le prix qu'il lui avait coûté, en y comprenant les huit qui étaient morts. Cette proposition ayant été acceptée et exécutée, chacune des parties se trouvait satisfaite. Mais deux jours après, une des vaches de monsieur de Framerville a été trouvée morte à la crèche ; puis dans le cours de la même semaine, trois autres vaches, un bœuf et deux juments ont succombé à la suite de la maladie.

Alors monsieur de Framerville a demandé à madame du Coury quinze cents francs de dommages intérêts. Cette dame s'y étant refusée, elle a été citée devant le tribunal civil de Châteauroux, où elle s'est transportée; et après consultation, elle a payé la somme demandée plutôt que de suivre le procès.

Il suit donc bien clairement de tous ces faits : que la maladie dite de sang ou sang de rate n'est rien autre chose que le charbon intérieur, et que les ouvrages qui enseignent une doctrine contraire sont tout à fait erronés, nuisibles aux progrès de la science et aux intérêts des propriétaires de bestiaux, qu'ils mettent dans une fausse sécurité et les empêchent non-seulement de prendre les précautions nécessaires pour éviter l'invasion du mal, mais encore d'en empêcher la propagation lorsqu'il s'est déclaré.

On ne peut trop le répéter : la fièvre charbonneuse est, de toutes les maladies de nature putride, la plus commune et la plus meurtrière ; elle a toujours été l'essence des nombreuses épizooties qui, depuis un temps immémorial, ont ravagé beaucoup de contrées de l'Europe, en ravagent encore aujourd'hui, et continueront à en ravager aussi longtemps que l'autorité n'aura pas pris des mesures énergiques et aussi sévères que celles qui sont indiquées à la fin de mon traité sur les maladies charbonneuses.

FIN.

Romorantin, Typographie et Lithographie de Joubert-Moreau.

www.ingramcontent.com/pod-product-compliance
Ingram Content Group UK Ltd.
Pitfield, Milton Keynes, MK11 3LW, UK
UKHW021318190726
13839UKWH00007B/1977

9 782329 490380